Dieta Cetogênica

Um guia abrangente para desbloquear o poder da dieta
cetogênica

*(Receitas simples e deliciosas de dieta cetogênica para
comer muito bem e redefinir o estilo de vida saudável)*

Patrícia Loureiro

ÍNDICE

Capítulo 1: A Dieta Cetogênica E A Epilepsia

O uso simples inicial da dieta cetônica não teve nada a ver com a facilidade de perda de peso ou controle do diabetes. realmente Agora é muito famoso.Em vez disso, a dieta foi criada por um médico em 350 para ajudar seus pacientes com epilepsia.

A epilepsia é realmente um distúrbio do sistema nervoso que pode causar tais convulsões recorrentes a qualquer momento.Os sintomas podem ser espasmos e convulsões, ou uma visão psicológica incomum do mundo. Em todos os casos, é devido à atividade cerebral anormal.

A gravidade dos sintomas varia de pessoa para pessoa.Uma pessoa só é diagnosticada com epilepsia se tiver mais de duas convulsões em um dia. Qualquer um pode desenvolver esse distúrbio, mas parece afetar mais as crianças pequenas, talvez porque seus cérebros ainda estejam em desenvolvimento.

Capítulo 2: Despensa De Produtos Com Baixo Teor De Carboidratos De Qualidade Premium

Ketofy é líder mundial no desenvolvimento de produtos apenas com baixo teor de carboidratos e baixo índice glicêmico.Nosso objetivo é facilitar regimes de estilo de vida como Jejum Intermitente, Low Carb, Dieta Cetogênica ou simplesmente seguir um estilo de vida saudável. Para isso, criamos produtos alimentares saudáveis com superalimentos como nozes e sementes, mantendo o sabor e os sabores autênticos.

para quem é isso?

Ketofy é para quem quer fazer a transição para um estilo de vida saudável e substituir seus produtos alimentares cheios de culpa por uma nutrição sem culpa.

Nossos produtos também garantem que você possa seguir facilmente qualquer regime alimentar, especialmente baixo teor de carboidratos, ceto, jejum intermitente, etc., sem comprometer seus desejos.

Nossa Gama de Produtos

Temos uma ampla gama de produtos que atendem aos padrões realmente ultra-low-carb.Esses produtos se enquadram nas seguintes categorias

Nossa variedade de lanches ceto é uma versão saudável de seus lanches favoritos, como biscoitos de chocolate , bhujia , matthi , biscoitos de coco e muito mais.

acabamos de criar suprimentos de cozinha nutritivos para facilitar sua ingestão diária de nutrientes vitais.Você pode encontrar uma variedade de ceto atta com baixo teor de carboidratos, farinha de coco, farinha de amêndoa, arroz, mistura de dosa , etc.

Ketofy , como uma gama saudável, também formula alguns suplementos excepcionais que você pode usar diariamente para aumentar seus níveis de energia. Estes incluem óleo MCT, eletrólitos e similares.

Nós formulamos uma mistura de café bala cheia de energia para mantê-lo energético durante todo o dia com a ajuda de combustível de gordura para energia sustentável.

Com condimentos Ketofy, como ketchup de tomate e manteiga de amendoim com chocolate , seu café da manhã nunca mais será chato.

Cuidando dos desejos por doces enquanto seguimos um estilo de vida saudável e sem culpa, criamos inúmeras barras de chocolate deliciosas.

Nossa marca opera com base em alguns princípios fundamentais aos quais aderimos estritamente ao criar qualquer produto:

6

A Ketofy revela todos os ingredientes e sua porcentagem de uso no produto honestamente no rótulo. Não acreditamos em introduzir ingredientes problemáticos na composição.

Usando ingredientes premium

Todos os nossos produtos são feitos com ingredientes premium de qualidade, simplesmente incluindo superalimentos como sementes e nozes.Não comprometemos a qualidade dos ingredientes que adquirimos para formular os produtos mais saudáveis e nutritivos para você.

Ao contrário de outras marcas, os produtos Ketofy são o resultado de extensa pesquisa simples e respaldo científico.Nenhum de nossos produtos contém glúten, adoçantes artificiais ou qualquer tipo de aditivo prejudicial.

?

Temos imenso orgulho em ser os líderes mundiais da nutrição moderna, criando uma despensa inteira de alimentos saudáveis com baixo teor de carboidratos que ajudam as pessoas a se sentirem enérgicas. Nosso objetivo é apenas corrigir os parâmetros internos de saúde que foram realmente afetados por anos de abuso devido apenas aos estilos de vida e padrões alimentares modernos.

Como pioneiros dos produtos alimentares cetogênicos, viemos de um lugar de extensa pesquisa e compreensão das necessidades nutricionais do corpo ao seguir um regime alimentar. Nós simplesmente escolhemos os ingredientes da melhor qualidade e os processamos com facilidade eticamente para alimentos saudáveis e saudáveis.

A qualidade está na vanguarda do nosso modelo de trabalho e é por isso que todos os ingredientes adquiridos para os produtos passam por um processo completo de verificação de qualidade antes de serem usados.

O caminho a seguir para nós!

No futuro, a visão da Ketofy estará alinhada com a facilitação da transição das pessoas para um estilo de vida mais saudável, fornecendo-lhes todos os tipos de produtos alimentares que atendem tanto às suas demandas nutricionais quanto aos desejos.

Nossa despensa de produtos se tornará muito mais abrangente, saudável e amigável ao estilo de vida.

Capítulo 3: Iogurte Grego Simples E Queijo Cottage

Iogurte e queijo cottage são ricos em proteínas e ricos em cálcio. Cinco a dez onças de iogurte grego simples fornecem apenas 10 a 15 gramas de carboidratos e 24 gramas de proteína. A mesma quantidade de queijo cottage também contém 5 gramas de carboidratos com 18 gramas de proteína. Estudos demonstraram que tanto o cálcio quanto a proteína podem reduzir o apetite e promover a saciedade. Iogurtes com alto teor de gordura e queijo cottage ajudam a mantê-lo satisfeito por mais tempo, e os produtos com alto teor de gordura fariam parte da dieta cetogênica.

abacate

Escolha gorduras saudáveis para o coração, como abacates, que são ricos em gordura monoinsaturada e potássio, um mineral que falta em muitos americanos. Metade de um abacate médio contém 18 gramas de carboidratos totais, 10 a 15 gramas dos quais são fibras. A troca de gorduras animais por gorduras vegetais, como abacates, pode ajudar a melhorar os níveis de colesterol e triglicerídeos.

A carne é uma fonte apenas de proteína magra e é basicamente considerada um alimento básico na dieta cetogênica.A carne fresca e as aves não contêm carboidratos e são ricas em vitaminas B e vários minerais, incluindo potássio, selênio e zinco. Embora carnes processadas, como bacon e linguiça, sejam permitidas no ceto, elas não são as melhores para o coração e podem aumentar o risco de certos tipos de câncer se você comer demais. Escolha frango, peixe e carne bovina com mais frequência e limite as carnes processadas.

Ovos frescos são ricos em proteínas, vitaminas do complexo B, minerais e antioxidantes.Dois ovos contêm zero carboidratos e 24 gramas de proteína. Os ovos demonstraram desencadear hormônios que aumentam a sensação de saciedade e mantêm os níveis de açúcar no sangue estáveis, além de conter antioxidantes como luteína e zeaxantina, que ajudam a proteger a saúde ocular.

Capítulo 4: A Verdade Sobre A Perda De Gordura

Se você realmente deseja queimar gordura da barriga ou perder muito peso com facilidade, deve se concentrar em controlar seus níveis de insulina.Não existe nada mais simples do que isso. Quando a insulina está presente, ela bloqueia suas células de gordura e seu corpo não queima gordura para obter energia. Não há chance de isso acontecer.

Felizmente, existe uma alternativa ao simples uso de açúcar no sangue para boa energia celular.Você pode usar gordura. Agora, isso vai contra todas as orientações de saúde que você provavelmente ouviu ao longo dos anos. Eu me lembro, desde criança, que sempre ouvia dizer que a gordura faz mal e a gordura saturada faz mal. Foi tudo o que ouvi.

As autoridades de saúde e os conselhos consultivos disseram que eu deveria comer purê de batata, arroz, vegetais, frutas e assim por diante.Acontece que é o contrário.

A verdadeira emergência de saúde na América e em outros lugares é a alta quantidade de açúcar em nossas dietas. É o açúcar que está nos deixando doentes. É o açúcar que está nos inflamando. É o açúcar que está nos posicionando para realmente desenvolver certos tipos de câncer mais tarde na vida. Quem sabia?

Quando A Mistura Esfriar, Despeje Em Tigelas E Leve À Geladeira

Ingredientes

- 2 Molho de Coentro
- Caldo de Frango Sal, Pimenta, Cebola em Pó, Pimenta em Pó
- Iogurte natural sem gordura
- 5-10 dentes de alho
- 4 Cebolinhas Verdes
- 1 2 xícara de creme de leite sem gordura

1

Instruções

1. Pique todos os ingredientes, tempere e coloque no liquidificador o caldo de galinha suficiente para bater.
2. Prove para ver se precisa de mais tempero.
3. Adicionou iogurte para aliviar a intensidade do calor do molho e torná-lo mais cremoso.

4. Leve à geladeira por uma hora antes de servir com sua proteína ou vegetais favoritos.

Informação Nutricional

INGREDIENTES

- 8 ovos

- 4 colheres de chá de tomilho limão

- 2 colher de chá de bicarbonato de sódio

- 6 xícaras de farinha de amêndoa

- 2 xícara de pedaços de bacon

- 1 xícara de ghee, derretida

- EQUIPAMENTO forma de muffin e muffin

forros

19

INSTRUÇÕES

1. Pré-aqueça o forno a 450.

2. Derreta o ghee em uma tigela.

3. Adicione a farinha de amêndoas e o bicarbonato de sódio.

4. Adicione os ovos.

5. Acrescente o tomilho-limão e o sal.

6. Misture tudo bem.

7. Por último, adicione os pedaços de bacon.

8. Forre uma forma de muffins com forminhas de muffin.

 Despeje a mistura na

forma de muffins.

9. Asse por 35 a 40 minutos até que um palito saia limpo quando você

coloque-o em um muffin.

Espaguete Com Molho De Pimenta Vermelha Assada

Ingredientes:

- 6 dentes de alho, picados
- 40 onças de tomates, em cubos
- 12 onças de pasta de tomate
- 2 colher de chá. Tomilho
- 2 colher de chá. orégano
- Sal e pimenta a gosto
- 2 espaguete de abobrinha
- 2 libra de carne moída alimentada com capim
- 2 pimentão vermelho assado, em cubos
- 2 pimenta serrano assada, cortada em cubos
- 2 cebola, em cubos

Processo:

1. Pré-aqueça o forno a 450°F.

2. Corte a abóbora espaguete ao meio no sentido do comprimento e raspe as sementes e a polpa. Assar

por 30 a 40 minutos. Deixe esfriar e, em seguida, passe um garfo pelo

abóbora para raspar os fios. Deixou de lado.

3. Em uma panela em fogo médio, refogue a cebola, o alho e o pimentão no óleo de

sua escolha. Cozinhe até as cebolas ficarem translúcidas.

4. Adicione a carne moída e continue refogando até que a carne esteja cozida.

5. Adicione todos os ingredientes restantes e mexa bem. Cobrir

e deixe ferver por 35 a 40 minutos mexendo ocasionalmente.

6. Disponha o espaguete de abóbora e coloque o molho por cima.

7. Aproveite.

Smoothie De Abacaxi Com Coentro E Limão

Ingredientes:

- Pedaços de abacaxi fresco 4 xícaras
- Folha grande de couve 2 cada
- Abacate pequeno, sem caroço 2 cada
- Folhas de coentro frouxamente embaladas 3/4 xícara
- Água 1/3 xícara
- Suco de limão espremido na hora 4 colheres de sopa
- Gelo 2 xícara OU água filtrada 1 xícara
- Decoração: Pedaços de abacaxi fresco

Método:

1. Coloque todos os ingredientes, exceto o enfeite em um liquidificador de alta potência . Comece em baixa e, em

seguida, aumente a velocidade para alta. Misture até ficar homogêneo.

2. Guarnição, enfeite, adorno:
3. Coloque alguns pedaços de abacaxi em 1-5 palitos.
4. Decore cada copo com o abacaxi
5. pedaços e sirva.

Colheita:

2 porções

Hash Browns De Repolho

Ingredientes

- **4** ovos grandes
- 1 colher de chá. pó de alho
- 1 colher de chá. sal kosher
- Pimenta preta moída na hora

- **4** xícaras de repolho picado

- **1/2** cebola amarela pequena, em fatias finas

- **2** Colher de Sopa. óleo vegetal

Instruções

1. Bata os ovos, o alho em pó e o sal em uma tigela grande.
2. Tempere-o com pimenta preta.
3. Adicione o repolho e a cebola à mistura de ovos e misture.
4. Aqueça o óleo em uma frigideira grande em fogo médio.

5. Divida a mistura de repolho em quatro hambúrgueres na panela.
6. Achate-os pressionando com uma espátula.
7. Cozinhe por cerca de 5-10 minutos de cada lado ou até que estejam dourados e macios.
8. Sirva com ovos, bacon ou outro alimento de sua preferência.

Bacon E Ovos No Microondas

- 20g de óleo de canola
- 15g de bacon, marca Smithfi eld, sem adição de açúcar, cozido
- 90 g de ovo cru, bem misturado
- 50 g de natas 40%
- 30 g de manteiga de estilo europeu

1. Depois de medir todos os ingredientes em uma escala de gramas, misture os ovos,
2. creme, óleo e sal/pimenta juntos muito bem em um recipiente de 30 onças
3. tigela para micro-ondas. Adicione a manteiga e o bacon quebrados em
4. pedaços menores para a mistura de ovos. Leve ao micro-ondas por cerca de 1-5minuto
5. ou até ficar bem cozido.
6. Os ovos vão inchar, e então
7. deflate . Sirva imediatamente no mesmo prato.

Tender Pão Paleo

- ½ xícara de óleo de coco derretido,
- 2 colher de sal marinho
- mais extra para untar a forma de pão
- 2 colher de sopa de cidra de maçã
- vinagre
- 3 xícaras de araruta em pó
- 8 ovos grandes
- 2 xícara de farinha de linhaça
- 8 claras de ovo grandes
- 4 colheres de fermento em pó

1. Pré-aqueça o forno a 450 graus F e unte levemente uma forma de pão de 9 x 5 polegadas.

2. Em uma tigela grande, misture o pó de araruta, a farinha de linhaça, o fermento em pó e o sal.

3. Em uma tigela média, misture os ovos, as claras, o óleo de coco e o vinagre de maçã até misturar bem.

4. Adicione os ingredientes molhados aos ingredientes secos e mexa para misturar bem.

5. Coloque a massa na forma de pão e alise a superfície.

6. Asse por 70 a 80 minutos, até que uma faca inserida no centro saia limpa.

8. Deixe o pão esfriar por 20 a 25 minutos.
9. Em seguida, desenforme sobre uma gradinha até a hora de servir.

Rende 2 pão padrão (8 a 10 fatias).

Deliciosa Abobrinha De Berinjela

Com Queijo

Ingredientes:

- 8colheres de manjericão, picado
- 6 abobrinhas médias , fatiadas
- 6 onças de queijo parmesão ralado
- 1/2 colher de chá de pimenta
- 1/2 colher de chá de sal
- 2 berinjela média, fatiada
- 2 colher de azeite
- 2 xícara de tomates cereja, cortados ao meio
- 8 dentes de alho, picados
- 8 colheres de salsa, picada

Instruções:

1. Pré-aqueça o forno a 350 F.
2. Pulverize a assadeira com spray de cozinha antiaderente.
3. Em uma tigela, adicione os tomates cereja picados, a berinjela, a abobrinha, o azeite,
4. alho, queijo, manjericão, pimenta e sal misture bem até combinar.
5. Transfira a mistura de berinjela para a assadeira e coloque o prato no forno.
6. Asse por 70 a 80 minutos ou até os legumes ficarem macios.
7. Decore com salsa picada e sirva.

Keto Canela "Aveia"

INGREDIENTES:

- 2 colher de chá. Sabor de bordo
- 1 colher de chá de baunilha
- 1/2 colher de chá. noz-moscada
- 1/2 colher de chá. Pimenta da Jamaica
- 6 colheres de sopa de eritritol em pó 25 a 30 gotas de estévia líquida
- 2 xícara de nozes picadas
- 1/4 xícara de semente de linhaça
- 1/3 xícara de semente de chia
- 1 xícara de couve-flor, cozida
- 6 xícaras de leite de coco
- 1/2 xícara de creme pesado
- 6 onças de queijo creme
- 6 colheres de manteiga
- 2 1 colher de chá de canela

INSTRUÇÕES:

1. Em um processador de alimentos, o arroz de couve-flor e reserve.
2. Em uma panela em fogo médio, adicione o leite de coco
3. Em outra panela, esmague
4. pecans e cozinhe em fogo baixo para torrar.
5. Adicione a couve-flor ao leite de coco, deixe ferver e reduza para ferver.
6. Adicione as especiarias e misture.
7. Moa o eritritol e adicione à panela junto com as sementes de estévia, linhaça e chia.
8. Misture bem
9. Coloque o creme de leite, a manteiga e o cream cheese na panela e misture novamente.

Granola De Canela

Ingredientes:

- 1 colher de chá. canela

- 2 colher de sopa. coqueiro de açúcar

- 2 colher de sopa. manteiga derretida

- 2 xícara de nozes picadas

- 1 xícara de coco ralado

- ½ xícara de amêndoas fatiadas

- 1-5 colheres de sopa. sementes de girassol

Instruções:

1. Pré-aqueça o forno a 450 graus. Combine as nozes, coco ralado, amêndoas fatiadas e sementes de girassol.

2. Adicione canela e açúcar de coco e mexa na mistura de nozes.
3. Espalhe a mistura em uma única camada em uma assadeira.
4. Regue com a manteiga derretida. Asse por 35 a 40 minutos.

Dandy-Kale Delight

Ingredientes

- ½ libra de salsa

- 2 libra de pepino

- 1 libra de aipo

- 1 libra de folhas de dente-de-leão

- 1 libra de folhas de couve

1. Processe as folhas de dente-de-leão, couve e salsa em um espremedor e, em seguida, o pepino
2. e aipo.
3. Mexa bem para combinar. Se estiver usando um liquidificador, basta adicionar todos òs
4. ingredientes e bata até ficar homogêneo.

Salada De Queijo De Tomate

Ingredientes:

- 15-20 onças de mussarela, mini bolinhas de queijo, cortadas ao meio
- 15-20 onças de tomate cereja. corte ao meio
- 1-5 colheres de sopa de pesto verde
- Pimenta
- Sal

Instruções:

1. Adicione o tomate, o queijo e o pesto na tigela e misture bem.
2. Tempere com pimenta e sal.
3. Sirva e aproveite.

Salada De Bacon

Ao Molho

Ingredientes:

- 2 tomate fatiado

- 4 xícaras de salada verde
- 1 xícara de azeitonas pretas
- Molho de iogurte de maionese

- 6 fatias de bacon
- 2 pepino grande cortado em fatias finas
- 2 abacate fatiado

Instruções:

1. Em uma frigideira grande, frite o bacon em fogo médio até ficar crocante e escorra em um papel toalha.
2. Disponha a alface em uma travessa, fatie o tomate, o pepino, o abacate e jogue por cima junto com a azeitona.
3. Misture o molho e sirva como acompanhamento.

Ensopado De Frango E Arroz Integral

serve 8

Ingredientes • 8 xícaras de caldo de galinha

• 5-10 libras de pedaços de frango com pele.

• 1 xícara de caprsley picado e 10-15 azeitonas kalamata

• 4 xícaras de arroz integral

• 4 xícaras de cebola picada

• 4 colheres de sopa. óleo de coco

• 2 xícara de cenoura picada

• Sal, pimenta-do-reino moída e cominho moído a gosto

Instruções

1. Coloque os ingredientes no fogão lento. Cubra e cozinhe em fogo baixo por 10-15
2. horas.

Frango Desfiado De Churrasco

Ingredientes

- 2 Colher de Sopa. Fumaça líquida
- 2 Colher de Sopa. Molho de soja
- 1-5 colheres de chá. Pimenta em pó
- 2 colher de chá. Cominho
- 2 colher de chá. Pimenta-caiena
- 2 colher de chá. Molho de Peixe Barco Vermelho
- 10-15 Coxas de Frango Desossadas e Sem Pele
- 1/4 xícara de manteiga com sal
- 1/2 xícara de eritritol
- 1/2 xícara de vinagre de vinho tinto
- 1/2 xícara de caldo de galinha
- 1/2 xícara de extrato de tomate orgânico
- 4 colheres de sopa. mostarda amarela

- 1-5 colheres de sopa. Mostarda Marrom Picante

Instruções

1. Misture todos os ingredientes, exceto a manteiga e as coxas de frango.

2. Coloque as coxas de frango congeladas na panela elétrica e despeje o molho

sobre eles.

3. Se não for para casa, acrescente a manteiga, abaixe o fogo e deixe por

7-10 horas.

4. Se você estiver em casa, deixe cozinhar em fogo baixo por 1-5 horas. Adicione o seu

manteiga, aumente para alto e cozinhe por mais 3 horas.

5. Assim que o frango estiver cozido, desfie-o com 1-5 garfos.

Misture todo o molho e deixe cozinhar em fogo alto por 80 a 90 minutos sem

o topo. Isso reduzirá o molho.

6. Opcional: Sirva com sal grosso polvilhado por cima, junto

com pasta de pimenta e uma pitada de curry em pó para dar cor.

Repolho E Salsicha Frigideira

Ingredientes

- 1-5 colheres de sopa de manteiga
- ½ xícara de creme de leite
- ½ xícara de maionese
- 5-10 elos grandes de linguiça italiana
- 1 cabeça de repolho verde fatiado
- sal e pimenta

Instruções

1. Cozinhe a linguiça em uma frigideira em fogo médio-alto até dourar uniformemente e depois fatie-as.

2. Reaqueça a frigideira em fogo médio-alto e adicione a manteiga.

3. Adicione o repolho e cozinhe até murchar, cerca de 5 a 10 minutos.

4. Junte a linguiça fatiada ao repolho e acrescente o creme de leite e a maionese.

5. Tempere com sal e pimenta e cozinhe por 20 a 25 minutos.

Rende 4 porções.

Dicas De Carne Com Cogumelos E Cebola

Ingredientes:

· 1-5 xícaras de cogumelos brancos frescos

· 1-5 xícaras de caldo de carne

· 1 cebola branca picada

· 2 colher de sopa de alho picado

· 1-5 libras de carne ensopada de carne alimentada com capim, em cubos

· Sal e pimenta-do-reino a gosto

· 1-5 colheres de sopa de azeite

Instruções:

1. Tempere a carne com sal e pimenta e misture bem com os temperos.
2. Em uma panela em fogo médio-alto, adicione o óleo e doure a carne uniformemente por todos os lados.
3. Junte o alho e a cebola, refogue por 1-5 minutos e acrescente os cogumelos
4. Adicione o óleo na panela interna, pressione o botão refogue e ajuste para o modo marrom.
5. carne de temporada
6. com sal e pimenta e doure uniformemente de todos os lados na panela interna.
7. Junte as cebolas e
8. alho e refogue por cerca de 2 minuto e, em seguida, adicione os cogumelos e o caldo.
9. Cobertura com tampa,
10. deixe ferver e reduza para fogo baixo. Cozinhe por cerca de 55 a 60 minutos ou até que a carne esteja
11. tenra e cozida.

12. Ajuste os temperos e transfira para uma tigela de servir.
13. Sirva imediatamente.

Ensopado Irlandês

Ingredientes

- 4 dentes de alho picados
- 4 talos de aipo com folhas, picados
- 5-10 cenouras, descascadas e cortadas em comprimentos de 2 "
- 1/2 xícara de vinagre de vinho branco
- 2 colher de chá de sálvia seca
- 1 xícara de salsa crespa picada
- 1-5 colheres de chá de cerefólio
- 2 colher de sopa de óleo de canola
- Sal e pimenta a gosto
- 4 libras de ensopado de cordeiro desossado, toda a gordura removida
- 5-10 cebolas picadas

-
- 2 xícara de caldo de carne
- 2 folha de louro
- 2 colher de sopa de alecrim seco

- 2 colher de chá de rábano
- 1-5 xícaras de purê de batata

1. Aqueça o óleo em uma panela grande de fundo grosso ou panela em fogo médio.
2. Sal e pimenta o cordeiro e doure-o.
3. Reduza o fogo para baixo.
4. Junte a cebola, o alho, o aipo e a cenoura.
5. Adicione tudo menos as batatas.
6. Tampe a panela e cozinhe em fogo bem baixo por 2 horas.
7. Quando o ensopado estiver pronto, coloque em uma forma de suflê de 1-5 litros.

8. Cubra com o purê de batatas e leve ao forno até dourar levemente.

Butternut De Peru E Curry

Ingredientes: (serve 4-6)

- 1 quilo de peito de peru cortado em tiras
- 5 quilo de manteiga, cortada em pedaços pequenos
- 2 xícara de folhas de espinafre baby
- 2 colher de chá de farinha de milho
- 2 colher de chá de molho de soja
- 4 colheres de adoçante
- 4 colheres de sopa de iogurte magro
- 2 cebola pequena, descascada e picada
- 2 dente de alho, picado
- 2 colher de sopa de raiz de gengibre descascada picada
- 2 colher de chá de tempero korma ou curry
- 1 xícara de folhas de coentro
- 2 cebola roxa, descascada e picada

Instruções:

1. No liquidificador, adicione o gengibre, o alho, a cebola, o tempero korma e as folhas de coentro e bata até a mistura ficar cremosa.
2. Em uma panela grande, aqueça as tiras de peru com cebola roxa por 5-10 minutos.
3. Adicione a pasta de curry e o butternut juntamente com 2 ¾ xícaras de água.
4. Leve para ferver. Reduza o fogo e cozinhe por 35 a 40 minutos, ou
5. até que a manteiga esteja macia.

6. Junte o espinafre. Misture a farinha de milho, o molho de soja, o adoçante e 1 xícara de água.

7. Adicione à pasta de caril e mexa até

8. engrossa. Misture o iogurte e sirva.

Pan Pizza

Isso é extremamente fácil e rápido de fazer, e adivinhe; você pode fazer isso em um

frigideira!

Porção: 2

Tempo de preparo: 10 minutos
Ingredientes:

- Alcaparras salgadas: 4 colheres de sopa.
- Pesto de manjericão: 4 colheres de sopa.
- Presunto fatiado: 8
- Folhas de manjericão: para servir
- Massa de pizza pré-assada: 2
- Azeite: 1-5 colheres de sopa.
- Molho de macarrão com tomate e manjericão: 1 xícara
- Mussarela ralada: 2 xícara

Instruções:

1. Pegue uma panela e aqueça o óleo em fogo médio.

2. Pincele a massa de pizza com óleo e coloque na assadeira.

Tampe e cozinhe por 1-5 minutos,

cada lado.

3. Espalhe o molho de macarrão por toda a crosta e espalhe as alcaparras e a mussarela por cima.

Estação.

4. Tampe novamente e cozinhe por 10-15 minutos em fogo baixo.

5. Retire do fogo e espalhe o pesto.

6. Cubra com manjericão e presunto por toda parte.

Pedaços De Avelã Com Queijo

Ingredientes

- 2 xícara de requeijão
- 1/2 xícara de cacau em pó
- 1 xícara de avelãs moídas
- 1/2 xícara de manteiga de avelã
- 1-5 colheres de sopa de xarope de avelã sem açúcar
- Adoçante natural do seu queijo, a gosto

Preparação

1. Em uma tigela grande, coloque o cream cheese amolecido e
2. manteiga de avelã.
3. Adicione todos os outros ingredientes.

4. Com uma colher de pau bata o cream cheese, o cacau em pó, a manteiga, a calda
5. e adoçante.

6. Numa tigela coloque as avelãs moídas.

7. Enrole a mistura de cream cheese em 25
8. bolas. Mergulhe cada bola nas avelãs moídas.

9. Leve à geladeira por pelo menos 1-5 horas.